Dr Georges MARTINET
Médecin Stagiaire au Val-de-Grâce.

Actinomycose

du Sterno-cléido-mastoïdien

Actinomycose et Syphilis

de ce muscle

LYON. — IMP. A. REY

ACTINOMYCOSE

DU

STERNO-CLÉIDO-MASTOÏDIEN

———

ACTINOMYCOSE ET SYPHILIS

DE CE MUSCLE

ACTINOMYCOSE

DU

STERNO-CLÉIDO-MASTOÏDIEN

ACTINOMYCOSE ET SYPHILIS

DE CE MUSCLE

PAR

Le Dr Georges MARTINET

Médecin Stagiaire au Val-de-Grâce.

LYON

A. REY & Cie, IMPRIMEURS-ÉDITEURS DE L'UNIVERSITÉ

4, RUE GENTIL, 4

1903

A LA MÉMOIRE DE MON PÈRE

A MA MÉRE

Témoignage de reconnaissance.

Monsieur le Professeur Poncet a bien voulu nous
donner l'idée de ce travail. Nous tenons à l'en remer-
cier vivement et à lui exprimer toute notre gratitude
pour la bienveillance, qu'il nous a témoignée, et pour
le grand honneur, qu'il nous fait en acceptant aujour-
d'hui la présidence de notre thèse.

Monsieur le Docteur L. Thévenot nous a aidé de
ses conseils. Qu'il reçoive ici tous nos remerciements.

A Monsieur Jules Ledoux l'expression de notre
vive sympathie.

INTRODUCTION

Depuis quelques années, l'étude de l'actinomycose
a pris un nouvel essor grâce aux importantes
recherches de M. le professeur Poncet. A Lyon, sous
sa haute direction, furent publiés de nombreux ouvrages inauguraux, traitant des différentes formes
cliniques de l'actinomycose. Et bien rares sont les
congrès, où cette question n'ait été l'objet de commu-
nications intéressantes.

Durant notre stage hospitalier à la clinique chirurgicale de M. le professeur Poncet, nous avons eu l'oc-
casion d'examiner un malade, porteur de lésions actinomycosiques, siégeant au niveau du sterno-cléido-
mastoïdien.

Ce muscle occupe une place considérable dans le
cadre nosologique. En effet, il est un des plus actifs de
tout le système musculaire. Il constitue l'agent indis-
pensable aux mouvements de rotation de la face et à
l'équilibre de la tête sur la colonne cervicale. Peut-être
cette activité est-elle une cause d'appel et de localisa-

tion pour les processus morbides? Il se peut même que les tiraillements, les contusions, que ce muscle subit parfois pendant l'accouchement, jouent un rôle prédisposant.

Lésions traumatiques et inflammatoires, torticolis, tumeurs et syphilis, telles semblent être jusqu'à présent les principales affections de ce muscle.

Il faut y joindre les lésions produites par l'actinomyces.

C'est à l'étude de cette variété d'actinomycose que nous voulons borner notre modeste travail, étude d'autant plus intéressante, qu'une confusion est possible entre les tumeurs actinomycosiques et syphilitiques de ce muscle. En effet, au niveau du sterno-cléido-mastoïdien, la syphilis produit souvent à la période tertiaire des accidents plus ou moins limités, des syphilomes. Ces derniers, par leur évolution, par leurs signes cliniques, ressemblent beaucoup aux tumeurs musculaires que détermine l'actinomyces, c'est-à-dire aux actinomycomes. De plus, le traitement ioduré donne dans les deux cas d'excellents résultats, amène la guérison des accidents. D'où la nécessité d'établir un diagnostic précis pour éviter cette confusion. Avant de connaître le grain jaune caractéristique de l'actinomycose, il se peut que souvent on ait pris un actinomycome pour un syphilome, une gomme.

Nous avons recherché dans les littératures médicales française et étrangère les cas, où le muscle était envahi par le parasite, et nous avons pu nous rendre compte du fait suivant :

Si de nombreux ouvrages, si de nombreuses observations ont été publiés sur l'actinomycose en général et sur certaines de ses modalités cliniques, les lésions des muscles et en particulier celles du sterno cléidomastoïdien sont rares et peu connues.

Cela tient à ce que « les muscles constituent un assez mauvais terrrain pour le parasite qui pénètre difficilement dans les fibres saines » (Poncet).

Le muscle peut être atteint primitivement ou secondairement. L'actinomycose primitive semble peu fréquente. Il se peut que le champignon rayonné, introduit dans l'organisme par la cavité buccale, passe par l'œsophage, traverse (sans laisser traces de ce passage) le tissu cellulaire voisin et s'arrête dans le muscle, où il colonise. Mais le plus souvent le sterno-mastoïdien est envahi à la suite de lésions buccales, cervicales ou auriculaires.

Pour la clarté du sujet, nous avons adopté le plan, qui conviendrait à l'étude d'une forme clinique, nettement démontrée.

Nous laisserons de côté les questions de morphologie, de biologie, traitées par nos devanciers.

Après un premier chapitre, consacré à l'étiologie et à la pathogénie, nous envisagerons rapidement dans un deuxième chapitre l'anatomie pathologique des lésions musculaires.

Dans un troisième chapitre nous essaierons de dégager de la lecture de nos observations une symptomatologie.

Enfin dans un dernier chapitre, nous poserons les bases du diagnostic, surtout du diagnostic différentiel d'avec les autres lésions musculaires ou de voisinage et en particulier d'avec le syphilome.

Nous terminerons par quelques brèves considérations sur le pronostic et le traitement,

ACTINOMYCOSE

DU

STERNO-CLÉIDO-MASTOÏDIEN

ACTINOMYCOSE ET SYPHILIS
DE CE MUSCLE

CHAPITRE PREMIER

ÉTIOLOGIE. — PATHOGÉNIE

L'actinomycose du muscle sterno-cléido-mastoïdien semble être une des plus rares localisations de ce processus. Si nous consultons la dernière statistique, publiée par MM. Poncet et L. Thévenot [1], nous constatons que, sur un relevé de 3o6 observations d'actinomycose cervico-faciale, nous n'en trouvons que deux dans lesquelles le muscle soit intéressé.

Ces deux cas ont été observés à la clinique chirurgicale de M. le professeur Poncet [2], depuis la

[1] MM. Poncet et L. Thévenot, De l'actinomycose en France et à l'étranger dans ces cinq dernières années. (*Bulletin de l'Académie de Médecine*, 9 juin 1903).

[2] L. Thévenot, Actinomycome du sterno-cléido-mastoïdien, simulant une infiltration gommeuse syphilitique. (*Société des Sciences médicales*, 19 novembre 1902). L. Thévenot et Rivière, Actinomycose cervico-faciale. (région parotidienne)

dernière communication à l'Académie de médecine[1]
(1er avril 1902).

A part ces deux observations bien démonstratives,
nous n'avons pu trouver dans la littérature médicale,
française et étrangère de ces vingt-cinq dernières
années, que quelques cas où le muscle était atteint à
la suite de lésions du voisinage.

Cela tient à ce que le tissu cellulaire constitue le
terrain de choix pour l'évolution du germe et que
précisément ce tissu est en très petite quantité dans
le muscle, qui n'offre ainsi au parasite qu'un terrain
des plus défavorables. De plus, protégé par ses aponévroses, le sterno-cléido-mastoïdien se trouve
relativement à l'abri du champignon rayonné ; mais
cet obtacle ne joue qu'un rôle très secondaire,
car souvent, l'actinomyces ne respecte aucune
barrière.

Il se peut aussi, que les lésions du sterno-mastoïdien
aient passé souvent inaperçues parmi les désordres,
que l'actinomycose produit au niveau de la région
cervico-faciale. Et dans certains cas, il se pourrait que
les lésions musculaires, dues au parasite, aient été
confondues avec les tumeurs de ce muscle et, en
particulier, avec le syphilome. Nous y reviendrons
dans un chapitre ultérieur à propos du diagnostic.

L'actinomycose est une maladie de tout âge,

d'origine auriculaire. (*Société de médecine* (4 et 25 mai
1903).

[1] MM. Poncet et Bérard, *De l'Actinomycose humaine en
France, sa fréquence, son pronostic éloigné.*

surtout fréquente à l'âge adulte. Les malades, cités dans nos observations, ont de vingt à soixante ans.

L'actinomycose est surtout fréquente dans les pays qui produisent beaucoup de céréales, beaucoup de fourrages. Le champignon rayonné semble trouver un excellent milieu de culture dans les régions humides, marécageuses, les terrains d'alluvions.

Les deux sexes sont inégalement frappés. Les hommes sont plus souvent atteints que les femmes, ce qui tient à la nature même de leurs occupations.

La profession est loin d'être indifférente. La plupart des malades, qui font le sujet de nos observations, sont des cultivateurs.

Quant à la localisation du processus sur le muscle, elle est due probablement à l'activité de ce dernier, un des plus actifs de l'organisme ou à des traumatismes antérieurs à l'affection, créant un *locus minoris resistentiæ*, où le germe pourra se développer en toute facilité.

Quel est le mécanisme, suivant lequel se fait cette infection ?

M. le professeur Poncet cite trois modes de progression des lésions actinomycosiques :

1° Envahissement par continuité ;
2° Infection en surface;
3⁸ Infection par métastase.

Nous pouvons ici éliminer de suite le processus d'infection par métastase, c'est-à-dire par voie vasculaire. Bien qu'Israël signale des cas d'actinomycose pyohémique, dans lesquels on voit apparaître de nombreux noyaux actinomycosiques dans les muscles, nous ne relevons dans nos observations aucun cas d'infection par métastase.

L'infection peut rester localisée aux surfaces mêmes qui ont été primitivement inoculées. C'est l'infection en surface. Ce type a surtout été observé dans la peau. Dans ces dernières années, on a également signalé des cas d'infection, limités aux voies lacrymales, à la muqueuse des bronches (Canali) et de l'intestin (Chiari). Mais ces bronchites et entérites mycosiques restent encore aujourd'hui des faits à peu près isolés.

Il faut remarquer, que les points, frappés d'infection en surface, se trouvent situés sur des voies ouvertes ou à l'extérieur de l'organisme.

Ce mode d'infection peut exister pour la langue, qui se trouve au contact même du germe; mais, pour que le muscle sterno-cléido-mastoïdien puisse être atteint de cette sorte, il faudrait une piqûre, une plaie par instruments tranchants ou contondants au niveau de la région sterno-mastoïdienne atteignant, en même temps que la peau, le tissu sous-cutané et le muscle, et y portant l'actinomyces. Ainsi, on aurait une lésion primitive du muscle, ce qui n'est pas impossible. Mais, nous n'avons pu rencontrer de cas analogues dans nos recherches.

Reste l'envahissement par continuité. C'est le mode, suivant lequel le muscle est le plus fréquemment atteint. Le parasite, après avoir gagné l'œsophage (obs. I) et déterminé une légère lésion locale, progresse vers la périphérie des tissus et crée des foyers suppurés et des trajets fistuleux, à parois recouvertes de cellules en voie de dégénérescence. Des grains jaunes se rencontrent dans ces fistules, et ce sont les cellules elles-mêmes de ces parois. qui favorisent l'extension des lésions. Les lymphatiques ne concourent nullement au transport du parasite. Aussi, est-il exceptionnel de rencontrer un engorgement des ganglions lymphatiques au voisinage des lésions mycosiques.

Cette progression par continuité est une caractéristique des lésions actinomycosiques. Peu à peu, le parasite s'ouvre des trajets multiples, divergeant dans tous les sens, et après avoir pénétré les diverses tuniques de l'œsophage, gagne le tissu cellulaire voisin. Une fois dans le tissu conjonctif, son tissu préféré pour progresser, l'actinomyces se fraye un chemin et à travers les aponévroses, qu'il contourne ou perfore, il atteint la gaine musculaire, la traverse et, finalement, se loge dans le tissu musculaire. Alors, il évolue et détermine les lésions anatomo-pathologiques, que nous étudierons au chapitre suivant.

Ce processus ressemble à celui qui se passe dans les cas d'actinomycose des régions cervico-faciale, appendiculaire ou pelvienne, ainsi que l'a montré M. le professeur Poncet.

Les lésions actinomycosiques progressent vers la périphérie, tandis qu'au niveau du foyer primitif,, les éléments mycéliens restants sont plus ou moins rapidement englobés et détruits par le tissu cicatriciel.

Il en résulte que, souvent, il est difficile et même impossible de retrouver à l'examen d'un malade ou même de pièces anatomiques, le point d'entrée du champignon rayonné.

C'est sans doute ce qui se passe chez le malade de notre observation I.

Tout au plus, pourrait-on arriver à découvrir une traînée fibreuse, aboutissant, d'une part, à un point de la muqueuse œsophagienne, légèrement décolorée et rétractée, et, d'autre part, se continuant dans les lésions voisines, lésions musculaires dans le cas présent.

Dans deux autres observations (II et III), nous constatons que l'actinomyces envahit d'abord l'oreille, et y détermine dans un cas (obs. II) une otite externe, et dans l'autre (obs. III) une mastoïdite. De là, le parasite, soit par progression sous-cutanée, soit par perforation de l'apophyse mastoïde, atteint peu à peu les tissus voisins et, parmi eux, le sterno-cléido-mastoïdien, y produisant des lésions diffuses, plus ou moins étendues.

Quelquefois, il s'agit de formes cervico-faciales ou cervicales, d'origine buccale (obs. IV). La porte d'entrée du parasite est la bouche. Là, il se localise de préférence au niveau des dents cariées. Puis, il arrive a déterminer des tumeurs parotidiennes ou sous-maxillaires, qui, peu à peu, augmentent de volume et, finalement, atteignent le sterno-cléido-mastoïdien, tantôt l'englobant, tantôt le pénétant.

En résumé, ce muscle, avec sa structure assez dense, est, dans des conditions anatomiques, moins favorables à la pénétration et au développement du parasite que les parties voisines. L'infection se fait principalement, suivant le mode d'envahissement par continuité.

CHAPITRE II

ANATOMIE PATHOLOGIQUE

Les lésions musculaires, produites par l'actinomycose, sont peu fréquentes. « Les muscles constituent un assez mauvais terrain pour le parasite qui pénètre difficilement dans les fibres saines. » (Poncet) Le sternocléido-mastoïdien se trouve dans ces conditions. Il résiste très souvent à la pénétration et au développement de l'actinomyces.

Quels sont les désordres occasionnés par l'évolution du champignon rayonné dans le tissu musculaire ?

Lorsque l'actinomyces s'échappe des voies digestives ou aériennes par lesquelles il s'est introduit dans l'organisme, pour aller coloniser dans le tissu cellulaire, et, en particulier, dans le muscle sterno-cléido-mastoïdien, il s'y développe d'après l'une des deux modalités suivantes.

Tantôt, et ce sont là des cas exceptionnels, il engendre autour de lui, lors de son arrivée dans le muscle, des accidents limités, une véritable gomme actinomycosique, indépendante de l'œsophage (obs. I) et dont l'aspect clinique, un peu spécial, rend le diagnostic particulièrement difficile. Le parasite forme ainsi une sorte de tumeur musculaire, un actinomycome, qui présente quelques points communs avec les syphilomes du sterno-cléido-mastoïdien, nécessitant aïnsi un diagnostic différentiel entre eux deux.

Le plus souvent, l'actinomyces constitue de larges placards, qui englobent avec la peau les tissus sous-jacents, et parmi eux, le muscle.

C'est ce que l'on observe parfois dans les actinomycoses cervico-faciales d'origine buccale ou auriculaire. Le muscle est plus ou moins atteint, quelquefois seulement infiltré ou légèrement œdématié. Cette forme diffuse, plus ou moins étendue, constitue, par son aspect clinique, que nous étudierons au chapitre suivant, une sorte de phlegmon actinomycosique (obs. II).

Nous allons examiner séparément les lésions anatomo-pathologiques produites dans ces deux cas.

Comment se forme et évolue l'actinomycome ?

Dès que le parasite a pénétré dans le tissu musculaire, il détermine autour de lui une irritation analogue à celle qui se produit autour de tout corps étranger. Elle se traduit essentiellement par une prolifération et une hypertrophie cellulaire, qui aboutissent à la formation d'un nodule actinomycosique, produit par diapédèse des leucocytes et transformation sur place des éléments fixes. Plusieurs nodules se réunissent et forment une masse néoplasique : l'actinomycome. Cette tumeur, dure et dense au début, peut rester longtemps dans cet état, comme le prétend Israël, mais suppure assez promptement dans la plupart des cas. Alors il se produira un abcès qui, bientôt, se fusionnera avec les abcès voisins de même origine.

Cette tuméfaction a une consistance particulière,

pathognomonique pour Poncet « consistance intermédiaire entre la mollesse de l'œdème inflammatoire et la dureté des néoplasmes solides ». En effet, on se trouve en présence d'une induration scléreuse, ligneuse, qui arrive à englober tous les tissus de la région atteinte et qui laisserait soupçonner à un clinicien, non prévenu, une tumeur à marche plus ou moins rapide, un sarcome. A côté de ce sclérome, qui éveille si bien à première vue l'idée d'un sarcome, il existe des lésions inflammatoires non douteuses. C'est précisément cette association bizarre de néoplasie et d'inflammation qui constitue un des meilleurs caractères du diagnostic (*in* thèse de Besse).

Les lésions anatomo-pathologiques, produites au niveau du sterno-cléido-mastoïdien par l'actinomyces, doivent être les mêmes que celles que l'on observe dans les autres muscles.

Dans les parties lointaines du parasite, les fibres musculaires sont saines. Elles conservent leur striation très distincte. En certains points cependant, les travées fibreuses commencent à s'épaissir. Aux environs de la tumeur, les fibres conjonctives présentent de la dégénérescence granuleuse. Les fibres musculaires, refoulées plus ou moins, perdent leur striation et subissent une transformation vitro-granuleuse.

Parfois elles sont détruites et le corps du muscle est réduit en une bouillie jaunâtre, qui s'effrite sous l'eau.

Dans certains cas, le muscle subit une transformation complète. C'est ainsi que dans un muscle temporal, extirpé par Glaser, comme atteint de sarcome, Schuchardt constate une transformation totale de la substance musculaire en une masse très dure, scléreuse, Au milieu de ce foyer d'induration, « on trouve, entre des zones résistantes de la largeur d'un doigt, des foyers d'une nature particulière, gros comme un pois, nettement circonscrits, peu consistants, semi-liquides au centre et d'une couleur jaune. rougeâtre ». Dans ce tissu semi-liquide, le microscope permet de constater une petite quantité de grains actinomycosiques disséminés. Les rares fibres musculaires qui subsistent gardent leur striation et sont séparées les unes des autres par des tractus conjonctifs assez larges et par des foyers ayant à peu près l'apparence de tubercules et se composant surtout de petites cellules rondes.

Le tissu cellulaire, en se sclérosant, agit non seulement sur les fibres musculaires, mais aussi sur les vaisseaux nourriciers, si bien que la tumeur, privée d'afflux sanguin, va subir une dégénérescence particulière. Il en résulte un liquide peu abondant, plutôt séreux que purulent, dans lequel nagent des myceliums ou des grains jaunes, caractéristiques des lésions actinomycosiques. A cette période, ce sont surtout des myceliums, que l'on aperçoit.

Les choses restent en cet état un temps plus ou moins long. Puis, à un moment donné, tandis qu'elle se limite à la périphérie, la tumeur se ramollit à son centre. A son niveau, la peau devient violacée, livide, amincie. On peut y obtenir une légère fluctuation. L'abcès s'ouvre alors spontanément ; des ulcérations s'établissent. Le pus sort plus ou moins abondant, renfermant les grains jaunes caractéristiques. A ce moment, les myceliums s'observent plus rarement. Les grains jaunes prédominent. Au pourtour du foyer, la peau est indurée, et l'on sent dans son épaisseur de petits noyaux durs, de volume variable.

Pendant que cette désintégration s'opère au centre de la lésion, des fistules se forment et permettent aux microbes d'arriver. Ces derniers vont imprimer une marche nouvelle à l'affection. Il se créera des infections secondaires, qui, dans certains cas, pourront aggraver le pronostic.

Cet actinomycome musculaire peut donc se ramollir, gagner les plans voisins et déterminer une infiltration des divers tissus de la région, constituant dans ce cas une sorte de phlegmon actinomycosique, mais ce dernier évolue d'ordinaire d'une façon différente.

Le nodule actinomycosique s'est fixé dans son tissu préféré, dans le tissu conjonctif, et particulièrement le tissu cellulaire lâche. Il évolue, englobant peu à peu dans un même foyer d'infection tous les plans de la région : tissu sous-cutané, muscles et peau. Arrivé au contact du sterno-cléido-mastoïdien, le parasite se comporte vis-à-vis de ce dernier de façon variable.

Tantôt il détermine une simple contracture réflexe, analogue à celles qui se produisent parfois sous l'action du virus syphilitique.

Tantôt, comme Orlow et Raffa l'ont signalé, il se produit des tuméfactions profondes de la région mastoïdienne avec empâtement du sterno-cléido-mastoïdien.

Parfois, on remarque une infiltration diffuse le long du muscle.

Enfin, dans d'autres cas, le parasite pénètre dans les traînées celluleuses interfasciculaires du muscle, y crée de nouveaux nodules actinomycosiques, et détruit les fibres musculaires, réduisant la portion du muscle envahi « en une bouillie jaunâtre, comparable à de la peau de chamois macérée ». (Poncet.)

Exceptionnellement, il y creuse des galeries plus ou moins longues, à parois fongueuses. La curette ramène des tissus mous, friables, renfermant les grains jaunes (obs. VIII).

Après un certain temps, variable avec la profondeur initiale du foyer, l'acuité de la marche de l'affection, les téguments, d'abord fixés aux plans sous-jacents, sont amincis, soulevés par des nodosités de coloration violacée. Ces nodosités vont s'ulcérer. Elles donneront lieu à des fistules plus ou moins nombreuses, sinueuses, débouchant au sommet d'une élevure ou au fond d'une dépression. Une sérosité louche s'écoulera, augmentant de quantité par la pression sur la nodosité, contenant des grains jaunes, des fongosités molles, tremblotantes, chargées de sang et bientôt du pus. Le processus est analogue à celui que nous avons observé dans le cas d'actinomycome suppuré.

CHAPITRE III

SYMPTOMATOLOGIE

Nous venons de voir dans notre étude anatomo-
pathologique que les lésions du muscle sterno-cléido-
mastoïdien peuvent se présenter sous deux aspects.

Une forme circonscrite pouvant simuler un abcès ou
un néoplasme : c'est l'actinomycome.

Une forme diffuse, caractérisée par l'étendue des
lésions inflammatoires, qui envahissent en partie la
région cervicale, constituant une sorte de phlegmon
actinomycosique.

Chacune de ces formes présente des symptômes différents.

Que sont ceux que nous offre l'actinomycome
(obs. I)?

Pendant un certain temps, l'actinomyces n'éveille
aucun soupçon, car tant que les nodules actinomycosiques sont peu nombreux, aucune tuméfaction n'apparaît, mais à un moment donné, le parasite progresse
rapidement. Les nodules, réunis les uns aux autres,
forment d'abord un léger gonflement, qui, peu à peu,
augmente de volume et devient sensible à l'inspection.

Sous l'influence du champignon rayonné, le sterno-cléido-mastoïdien se contracture, se durcit, s'immobilise dans la portion restée saine, gênant ainsi les mouvements du cou, créant une sorte de torticolis. Le malade se présente avec la tête inclinée sur le cou, la face regardant du côté opposé à la lésion.

La région sterno-mastoïdienne semble plus ou moins tuméfiée, laissant deviner un gonflement sous-jacent. La peau se présente sous des apparences très variables. De coloration normale en certains points, elle est tantôt rouge, tantôt violacée en d'autres, perforée et adhérente en certains endroits.

A la palpation, on sent nettement la tuméfaction. Elle présente des limites assez nettes. Facilement localisée dans le muscle sterno-cléido-mastoïdien, elle est indépendante des voies aériennes ou digestives, ne déterminant ni dysphagie, ni dysphonie, ne suivant pas les mouvements d'élévation ou d'abaissement du larynx dans la déglutition.

Une pression même profonde ne réveille aucune douleur. La consistance des parties tuméfiées est variable. On constate dans presque toute l'étendue de la tumeur une dureté ligneuse toute particulière, cette dureté, si souvent signalée dans les lésions actinomycosiques, qui fait que le gonflement, parfois peu sensible à la vue, est très sensible au toucher. En un certain point, la tumeur présente un peu de fluctuation, dûe probablement au ramollissement des parties centrales. Il y a, à côté du processus scléreux, un processus inflammatoire, ce qui nous explique les variations de consistance suivant les points.

Cette tumeur présente des variations de volume,

suivant la marche du mal. Tantôt, venue insidieuse-
ment, tantôt rapidement, sa progression est variable,
croissant à une certaine époque, demeurant parfois
stationnaire un certain temps, dans les formes ligneuses
surtout, d'autre fois rétrocédant en même temps que
les autres symptômes diminuent.

Cette rétrocession coïncide le plus souvent avec
l'ouverture spontanée ou chirurgicale de collections.

En effet, au bout d'un certain temps, il apparaît en
un point de la tumeur de la fluctuation. La peau sus-
jacente peu à peu s'infiltre. On la voit adhérer aux
plans profonds. L'abcès s'ouvre, ulcère la peau, y crée
des fistules. Puis des points voisins deviennent fluctuants ; d'autres abcès se forment ; un liquide séreux,
plus ou moins jaunâtre, quelquefois roussâtre s'écoule.
Il renferme très souvent les grains jaunes, caractéristiques de l'actinomycose.

Les ganglions restent intacts. C'est là un précieux
symptôme des manifestations actinomycosiques. L'adénite, si elle existe, doit être mise sur le compte des
infections secondaires.

Les troubles généraux sont peu marqués. Pas de
fièvre.

Voilà, rapidement exposée, la symptomatologie que
nous présentent les tumeurs actinomycosiques, les
actinomycomes.

Examinons maintenant les symptômes que nous
observons dans cette forme diffuse, qui constitue une
sorte de phlegmon actinomycosique et qui atteint
secondairement le muscle.

Les premières lésions, qui attirent l'attention, siègent au niveau de l'oreille (obs. II et III) ou au niveau des régions parotidienne, cervico-faciale (obs. IV, V.)

On a tout d'abord sous les yeux le tableau symptomatologique de ces formes d'actinomycose cervicofaciale décrites par nos devanciers [1].

Ce n'est que peu à peu que la tuméfaction gagne la région sterno-mastoïdienne, y détermine de l'infiltration, de sorte que méplats et saillies disparaissent. Dans ce cas, la dureté et l'empâtement « donnent à l'œil, au toucher, l'impression de quelque chose qu'on n'a pas vu, de quelque chose de bizarre ; elle éveille l'idée d'un néoplasme, d'un sarcome en nappe, d'une lésion « qui n'est pas classique ».

« Les caractères de consistance intermédiaire entre la mollesse de l'œdème inflammatoire et la dureté des néoplasmes solides, de sarcome et d'inflammation, l'actinomycose les conserve pendant toute sa durée. Le gonflement présente les particularités de tuméfaction dure, ligneuse, élastique et rénitente, en certains points, enfin, de quelque chose encore de non déjà senti. » (Poncet.)

Souvent ce gonflement, aplati, sans limites nettes, s'accompagne d'un œdème des parties voisines.

Quelquefois la tuméfaction est douloureuse à la pression, d'autres fois indolente, sensible seulement en certains points.

---

[1] Besse, *Actinomycose cervico-faciale* (thèse de Lyon. 1895). Long, *Actinomycose cervico-faciale* (thèse de Lyon, 1898).

L'absence d'adénite est également un symptôme précieux des manifestations mycosiques.

Puis, au bout d'un certain temps, la tuméfaction peut disparaître sous l'influence du traitement ioduré ; ou des ulcérations se produisent, des fistules se forment, permettant l'écoulement d'un liquide plus ou moins séreux, renfermant ces grains jaunes, qui confirmeront le diagnostic.

Le parasite atteindra le sterno-cléido-mastoïdien à un certain moment. Et alors des symptômes nouveaux s'ajouteront aux précédents.

Tantôt le muscle se contracture, sorte de réflexe, produisant un torticolis assez marqué.

Tantôt il se produit une infiltration le long du muscle ou un léger empâtement de ce dernier (Orlow-Raffa). Boström signale un cas d'actinomycose cervicale, dans lequel une infiltration se produisit le long du sterno-mastoïdien et du digastrique.

Parfois un léger œdème est la manifestation du processus actinomycosique. Dans leur *Traité de l'actinomycose humaine*, MM. Poncet et Bérard mentionnent l'observation d'un malade atteint d'actinomycose cervicale sus-hyoïdienne[1]. Un œdème dur, diffus sur ses bords, siège au niveau du sterno-mastoïdien, et la peau ne peut glisser sur les plans profonds qui semblent intéressés.

Dans un autre cas[2], le sterno-mastoïdien droit se

---

[1] *Traité clinique de l'Actinomycose humaine*, Poncet et Bérard, 1898 (obs. XXXV).

[2] Garde, *Actinomycose œsophagienne* (thèse de Lyon, 1896 obs. V).

trouve englobé dans une masse pâteuse, indurée. Tout mouvement du cou devient impossible. Le côté gauche s'infiltre à son tour et l'on voit apparaître de nombreux orifices fistuleux le long des sterno-mastoïdiens.

Enfin l'actinomyces peut produire des désordres plus considérables (obs. II et III.)

Au niveau de la région sterno-mastoïdienne tuméfiée, la peau est violacée et adhère aux plans profonds. Par places, elle est extrêmement fine et transparente comme une peau d'oignon ; elle est soulevée par de petits abcès dont elle laisse entrevoir le pus jaune doré. On aperçoit de petits trajets fistuleux qui laissent s'écouler une sérosité sanguinolente.

Le muscle sterno-mastoïdien, infiltré, est transformé en une masse d'une dureté ligneuse. D'où un degré de torticolis assez marqué.

En résumé, si l'actinomycome du sterno-mastoïdien présente des caractères nets de tumeur, les symptômes des lésions, que l'on observe au niveau de ce muscle dans la seconde forme, se confondent en partie avec ceux, qu'offrent les actinomycoses cervico-faciales.

OBSERVATION I

(Publiée par M. le Dr L. Thevenot, dans les *Archives provinciales de chirurgie*, septembre 1903.)

Actinomycome suppuré du sterno-mastoïdien gauche, simulant une infiltration gommeuse syphilitique.

Jules J..., cinquante-sept ans, cultivateur, demeurant à la Broue (Basses-Alpes), entre à l'Hôtel-Dieu, le 19 novembre 1902,

salle Saint-Philippe, n° 5, service de M. le professeur Poncet,
pour une affection du sterno-cléido-mastoïdien gauche.

Son père est mort à soixante-quatre ans des suites d'une brû-
lure. Sa mère a été emportée à l'âge de soixante-sept ans par une
affection inconnue. Il a eu un frère mort dans sa première enfance et trois sœurs actuellement vivantes et bien portantes.

Les antécédents personnels de ce malade ne nous fournissent
pas davantage d'indications sur la nature de son affection
actuelle. Rien à signaler dans son enfance; rien dans son ado-
lescence. Il a fait la guerre de 1870 et il est resté sept mois et
demi prisonnier en Prusse, sans présenter ancune maladie. A
signaler seulement des coliques dysentériformes, qui durèrent
quatre jours. Il nie la syphilis, mais aurait eu une blennoragie,
suivie d'inflammation du testicule droit. Cultivateur, il s'occupe
lui-même de son bétail, qu'il dit être bien portant.

Sa santé est restée excellente jusqu'au mois de mars 1902. A
cette époque, il remarqua à la partie inférieure de la région cervicale, du côté gauche, une induration locale, qui n'entraînait
d'ailleurs aucune tuméfaction appréciable à l'inspection. Il con-
stata, en outre, une certaine gêne dans les mouvements de déglutition, après ingestion des aliments solides. La saillie du cartilage
thyroïde lui parut légèrement déviée à droite.

Au mois de mai 1902, il commença à éprouver de l'inappétence,
du dégoût très marqué pour les viandes et les aliments gras. Il
s'amaigrit, mais il ne cessa pas pour cela ses travaux. D'ailleurs,
depuis environ un mois, l'appétit lui est revenu.

La tumeur resta stationnaire jusqu'à la fin du mois d'octobre.
Elle n'a cessé de grossir depuis cette époque, conservant un
caractère de dureté ligneuse et d'indolence absolue.

Lorsque le malade entra salle Saint-Philippe, son état était le
suivant :

On constate une tuméfaction située à la partie inférieure gauche du cou, au niveau des attaches thoraciques du muscle sterno-
cléido-mastoïdien; en arrière, elle va jusqu'au bord postérieur
de ce muscle; en avant, elle s'étend jusqu'au raphé; en bas,
elle semble limitée par la clavicule : en haut, elle recouvre le

sterno-cléido-mastoïdien sur une étendue de 2 centimètres et demi environ. Elle paraît étalée sur son insertion inférieure et ne suivre que peu la direction de ses fibres.

La peau qui la recouvre est rouge, principalement à son côté interne. Cette rougeur, au dire du malade, date d'un jour ou deux seulement.

A la palpation, on a la sensation d'une tumeur dure, ligneuse, sauf sur sa partie la plus interne, la plus rouge, où l'on découvre un peu de pseudo-fluctuation. La palpation n'est pas douloureuse.

Les plans superficiels paraissent adhérents à la tuméur. Celle-ci peu mobile sur les plans profonds semble, à sa partie inférieure, se continuer avec la clavicule et avec la poignée du sternum.

Par le relâchement du sterno-cléido mastoïdien dans les mouvements de flexion, on peut néanmoins facilement obtenir une mobilité latérale qui disparaît absolument dans l'extension de la tête. Celle-ci semble même faire légèrement diminuer la tumeur en la fixant.

La tumeur ne suit pas les mouvements du larynx dans la déglutition.

Pas de ganglions.

Pas de troubles fonctionnels. Pas de douleur diurne ou nocturne. Gêne des mouvements du cou seulement depuis deux jours.

L'examen laryngoscopique, dû à la bienveillance de M. le Dʳ Garel, médecin des hôpitaux, a montré l'intégrité des voies aériennes.

Le cathétérisme de l'œsophage ne fournit également aucun résultat. La sonde œsophagienne passe sans difficulté, ne relevant ni rétrécissements, ni tumeurs.

Le malade est amaigri, de teinte subictérique. Une ponction faite au bistouri donne issue à un pus riche en grains jaunes, et l'examen microscopique confirme le diagnostic d'actinomycose.

Le malade, soumis au traitement ioduré, quitte l'hôpital le 29 décembre pour continuer à se soigner chez lui. Sa lésion locale était notablement améliorée et tout fait prévoir sa résorption rapide.

Le 9 juin, nous avons reçu des nouvelles du malade. Il est complètement guéri depuis quelque temps déjà.

OBSERVATION II

(Publiée par MM. les Drs L. Thévenot et Rivière
dans la *Revue de chirurgie*, 1903.)
in thèse de Vielle

Phlegmon actinomycosique suppuré de la région angulo-faciale et péri-mastoïdienne gauche consécutif à une otite externe de même nature.

François G..., trente-six ans, cultivateur à Pont-d'Ain, entre à l'Hôtel-Dieu le 23 avril 1903, salle Saint-Philippe, n° 30 (service de M. le professeur Poncet) pour une affection de l'oreille et de la région cervicale gauche. Personnellement, il a toujours été bien portant. Il est marié et a trois enfants qui jouissent d'une parfaite santé, Il est envoyé à la clinique par les Drs Demias et Rivière, qui soupçonnent l'actinomycose.

Il habite un pays humide à la limite des marécages, et où il y a beaucoup de fourrage. Il ne soigne pas de bêtes à cornes, mais il manie de la paille, décharge parfois du foin, dont il craint beaucoup la poussière. Pas d'animaux malades dans la région.

L'affection actuelle a débuté, à la fin du mois de février 1903, par des douleurs extrêmement violentes dans l'oreille gauche. Quinze jours après, il se fit spontanément par cette oreille un écoulement de pus, assez abondant, et les douleurs se calmèrent immédiatement. Cet écoulement dura dix jours. puis devint intermittent.

Au commencement de mars, quelques jours après l'établissement de la suppuration, le malade se mit à souffrir de la région mastoïdienne gauche, qui non seulement devint douloureuse, mais encore se tuméfia ; en même temps apparaissait un peu de torticolis. Le gonflement s'étendit d'une façon progressive le long du sterno-cléido-mastoïdien. Il se fit à ce niveau de petits abcès superficiels qui s'ouvrirent à l'extérieur et devinrent fistuleux.

Actuellement les lésions répondent aux deux tiers supérieurs du sterno-cléido-mastoïdien. La peau à ce niveau, est violacée, et adhère aux plans profonds. Par places, elle est extrêmement fine et transparente comme une peau d'oignon. Elle est soulevée par de petits abcès, dont elle laisse entrevoir le pus jaune doré. Elle présente en outre, en arrière de l'angle du maxillaire, de petits trajets fistuleux qui laissent s'écouler une sérosité sanguinolente.

Les tissus sous-jacents sont le siège d'une infiltration qui transforme toute cette région et surtout tout le muscle correspondant en une masse d'une dureté ligneuse ; de là un torticolis assez marqué.

Il n'y a pas de trismus, ni quoi que ce soit d'anormal du côté de la bouche. D'ailleurs, les lésions ne se sont pas propagées jusqu'au maxillaire inférieur ; au niveau de l'angle de cet os, il y a bien de l'œdème, mais sans caractères particuliers.

L'examen spécial montre un écoulement d'oreille, intermittent, blanc jaunâtre. Quelques troubles du côté de l'audition. Il s'agit d'une otite externe actinomycosique. (Rivière-Sargnon).

Il n'y eut jamais ni nausées, ni vomissements, ni céphalée fixe, pas même de points douloureux profonds dans la région mastoïdienne : celle-ci indique une sensibilité égale à la pression, qu'elle soit superficielle ou appuyée.

A la clinique de M. le professeur Poncet, on porta le diagnostic probable de : phlegmon suppuré d'origine actinomycosique à point de départ auriculaire.

Ce diagnostic fut confirmé par la constatation de nombreux grains jaunes qui, sous le champ du microscope, était constitués par des actinomyces (L. Dor).

Opération. Le 10 mai.

Sur les conseils de M. le professeur Poncet, M. le Dr Thévenot fait une incision parallèlement au sterno-cléido-mastoïdien,
et suivant la longueur de ce muscle. Il faut sectionner un tissu
fibreux très dense pour arriver sur le sterno-mastoïdien qui est
peu infiltré. Au-dessous, les tissus sont sains.

Le tissu induré, qui constitue la masse inflammatoire, renferme de ci, de là, de petits nids de fongosités et de petits abcès,
qui sont curettés. Les lésions remontent jusqu'à l'apophyse
mastoïde, mais le tissu osseux qui la constitue ne paraît pas
infiltré. Il n'est pas fait d'intervention.

Pansement à plat et cautérisations répétées à la teinture d'iode.
Le malade quitte l'Hôtel-Dieu le 20 mai pour continuer son
traitement chez lui.

Le 24 juin, le malade revu par l'un de nous présente une guérison à peu près complète ; il se produisit, cependant, il y a une
quinzaine de jours, un point fluctuant, qui fut ouvert et se cica-
trisa normalement. La région sterno-cléido-mastoïdienne reprend sa souplesse ; il n'y a pas de points fistuleux.

L'état général est excellent. Le malade continue le traitement
prescrit.

OBSERVATION III (résumée).

(Zaufal, Prag. med. Wochenschrift, 1894).
In thèse de Vielle.

*Actinomycose de l'oreille moyenne propagée aux muscles
du cou.*

Karl J .., cinquante-quatre ans, cultivateur depuis seize ans,
a joui jusqu'à présent d'une bonne santé.

Au commencement de novembre 1893, il présenta une tuméfaction au niveau de l'apophyse mastoïde et de la nuque du côté
gauche, sans cependant accuser de douleurs. Sa consistance,
dure au début, se ramollit ultérieurement.

Quelques semaines avant le 24 avril 1894, date à laquelle le

malade entra à la clinique de Zaufal, il présenta une nouvelle
tuméfaction au-dessous de la pointe de la mastoïde gauche et
de l'extrémité supérieure du sterno-mastoïdien. A 3 centimètres
au-dessous d'elle, il se fit même une ulcération de la peau, par
laquelle s'écoula du pus.

A l'examen du malade, on note des troubles de l'audition et
on observe une tuméfaction molle et rouge, qui s'étend le long
du bord antérieur du sterno-cléido-mastoïdien et à 3 centimètres
de la pointe de la mastoïde,

Intervention. Trépanation de la mastoïde. Curetage des
abcès. Ablation des parties décolorées du sterno-mastoïdien,
Lavage du champ opératoire au sublimé.

Les morceaux de muscle extirpés, les granulations des abcès,
celles qui furent trouvées dans l'apophyse mastoïde, furent
envoyées à l'institut anatomo-pathologique pour rechercher
l'actinomycose,

Grains jaunes.

Mort à la suite de complications.

OBSERVATION IV (résumée).

(Partsch, *Deutsche Zeitschrift für Chirurgie*,
1886, XXIII, 497-529.)

Femme âgée de trente-cinq ans, se présente en août 1885 à
la clinique chirurgicale du Dr Fischer. En 1884, elle fut prise
de violentes douleurs de dents, du côté gauche. Elle s'aperçut
peu après de la présence d'une tumeur, qui allait en progres-
sant et qui siégeait sur le côté gauche du larynx. Elle devenait
si volumineuse que la malade pouvait à peine respirer.

Les dents sont en très mauvais état. Beaucoup sont cariées.

Quatorze jours après son apparition, la tumeur disparut presque complètement à la suite de gargarismes et d'applications
chaudes sur le cou. Il restait cependant tout près du maxillaire

inférieur une tumeur, de la grosseur d'un œuf de pigeon, mais elle ne gênait nullement la malade.

En juin 1885, nouvelle augmentation de volume de la tumeur. La peau sus-jacente s'ulcère.

Formation d'une fistule, qui durait depuis dix-huit jours, lorsque la malade se présente à la clinique chirurgicale.

A première vue, on soupçonna l'actinomycose. Des gouttes de pus s'écoulaient par la fistule. Cette dernière se trouvait située entre le lobule de l'oreille et le milieu du muscle sterno-cléido-mastoïdien. Du maxillaire inférieur, partait une infiltration qui gagnait le côté gauche du cou. Cependant, à l'examen microscopique, on ne trouve pas de grains jaunes.

On propose à la malade une intervention. Après avoir incisé la tumeur, on arrive sur une masse qui occupe les différents tissus du cou. Elle s'étend du maxillaire inférieur, du lobule de l'oreille et de la grande parotide jusqu'au milieu de la partie gauche du cou.

Cette masse pénètre dans la gaine du muscle sterno-cléido-mastoïdien, et y adhère.

On ne réussit à l'isoler qu'après avoir mis à découvert la substance musculaire du sterno-mastoïdien, dans laquelle elle était en partie située.

A l'examen microscopique de la tumeur, on trouva des grains jaunes, qui confirmèrent le diagnostic.

OBSERVATION V (résumée).

(Illich, *Beitrag. zür Klinik. der Actinomycose*. Vienne, 1892).
Actinomycose cervico-faciale.

M. K.. , paysan, trente-huit ans.

Présente une tumeur siégeant à droite, au niveau des régions massétérine, parotidienne et de la partie supérieure du muscle sterno-cléido-mastoïdien.

La peau du méat auditif est enflée et rouge. Infiltration des parties voisines, sans limites précises.

A l'extrémité supérieure du sterno-mastoïdien un foyer d'inflammation, gros comme une prune.

Au niveau de l'angle du maxillaire inférieur deux fistules.

Dents saines.

Incision des parties malades.

Tamponnement à la gaze iodoformée. Pansement aseptique. Guérison.

OBSERVATION VI (résumée).

(Illich, *Beiträg. zür Klin. der Actinomycose*, Vienne, 1892).

Actinomycose cervivale.

Samuel G..., paysan, vingt et un ans, entre à l'hôpital en décembre 1889. Depuis trois mois, le malade portait au côté gauche du cou, au niveau de la région carotidienne, une tumeur grosse comme une noix. Elle augmenta rapidement et gagna toute la partie gauche du cou. La peau devint rouge.

Après une première incision, il s'écoula du pus. La tumeur diminua même un peu.

Etat actuel :

Individu bien bâti, bien portant. On note au tiers inférieur du sterno-mastoïdien une infiltration dure, non douloureuse. Elle présente en plusieurs points de la fluctuation.

La peau sus-jacente est rouge, desquamée en partie. A la partie supérieure de la zone infiltrée existe une petite fistule, par laquelle s'écoule du pus avec les grains jaunes caractéristiques.

Dents en mauvais état.

Débridement de la partie infiltrée.

Pansement à l'iodoforme et au sublimé.

Deux semaines après le malade quitte l'hôpital .

Depuis deux ans et demi la guérison dure.

OBSERVATION VII (résumée).

(Langhans, *Corresp. blatt. für Schweizer Aerzte*, 1888.)

Femme âgée de vingt-huit ans, présente une petite tumeur qui s'est développée depuis un mois à l'insertion mastoïdienne du muscle sterno-cléido-mastoïdien.

Cette tumeur a envahi une partie du muscle. Incision. On trouve trois petits abcès avec du pus et, au milieu, des grains d'actinomycose.

Guérison.

OBSERVATION VIII (résumée).

(Guder, *Revue médicale de la Suisse Romande*, 1891.)

M. X..., vingt-deux ans. Début de l'affection en juillet 1889. Léger gonflement de la joue gauche au niveau de la troisième molaire qui ne dura que quelques jours.

En janvier 1890, tuméfaction au niveau de l'angle de la mâchoire qui gagna peu à peu la joue. Région sous-maxillaire gonflée, dure à la palpation. Œdème gagnant le cou. Tous les tissus de cette région sont durs, ligneux.

8 février. — Fluctuation de la région sous-maxillaire,

3 mars. — A la région sterno-mastoïdienne on remarque une coloration rouge vif, s'étendant jusqu'au sternum. Le muscle sterno-mastoïdien est dur, tendu. Incision à la partie supérieure de ce muscle et contre-ouverture en bas. Drainage. Peu de pus.

Tissus mous, se laissant facilement déprimer par le doigt. De nouveaux abcès se forment.

Le 20 mars, on incise, on racle les nouveaux abcès ainsi que les anciens. Les tissus, que la curette ramène, sont fragiles, noirs, mélangés à des parties jaunâtres, semblables à de fausses membranes purulentes. Ce tissu malade se trouvait en partie dans une galerie qui se dirigeait du bord antérieur du sterno-cléido-mastoïdien jusqu'à son insertion inférieure.

Dans le tissu enlevé par la curette on ne trouva pas de suite l'actinomycose. Mais, après plusieurs recherches, on aperçut enfin des figures d'actinomyces parfaitement nettes.

Guérison.

CHAPITRE IV

DIAGNOSTIC

Cette affection ne laisse pas d'être d'un diagnostic assez difficile. Tant que l'actinomycome reste inclus dans le tissu musculaire, que des fistules ne se sont pas formées, permettant l'écoulement de sérosité ou de pus, renfermant les grains jaunes caractéristiques ou les mycéliums, un certain doute peut exister dans l'esprit du clinicien. La nécessité d'un diagnostic précis et surtout d'un diagnostic différentiel s'impose.

Tout d'abord, en présence d'une tumeur de la région cervicale, il est nécessaire de procéder à sa localisation exacte.

D'après les dires du malade, d'après l'examen des lésions (obs. I), nous ne pouvions incriminer les ganglions, soit qu'ils fussent envahis par un processus inflammatoire, soit qu'ils révélassent l'existence d'un néoplasme latent, situé dans les organes voisins. Mais rien dans la marche de la maladie ne nous permettait de nous arrêter à cette hypothèse.

Nous ne pouvions pas davantage songer à une lésion primitive de la peau ou du tissu cellulaire sous-cutané ayant secondairement envahi les plans profonds. La lésion semble bien avoir débuté dans le muscle, avoir déterminé assez rapidement de la gêne fonctionnelle de celui-ci et s'être secondairement étendue à tout ce qui l'entourait. Nous devons donc aussi rejeter l'idée d'un abcès du tissu cellulaire, ayant débuté par le squelette ou l'articulation sterno-claviculaire.

Cette lésion nous présente en effet les caractères propres aux affections du muscle sterno-cléido-mastoïdien.

A quel signe reconnaître qu'une tumeur, une induration des parties latérales du cou, occupant la région sterno-mastoïdienne, s'est développée dans le muscle ?

On sait qu'un signe pathognomonique des lésions intra-musculaires, ce sont les alternatives de mobilité et d'immobilité, suivant que le muscle est relâché ou contracté.

Bouisson et Nélaton avaient déjà mis ce signe en vedette, et les cliniciens en pareil cas n'ont garde de ne pas le rechercher.

Ce caractère, dit Ballivet, est facile à mettre en évidence dans le cas de tumeurs du sterno-cléido-mastoïdien, muscle superficiel, saillant sous la peau, dans toute son étendue et par conséquent très accessible à l'exploration. Lorsque le muscle se contracte, la tumeur qu'il renferme dans sa gaine s'allonge légèrement, devient plus dure au toucher et surtout perd de sa mobilité ; elle ne peut plus être déplacée dans le sens tranversal, comme elle l'était auparavant (Nélaton). Pendant le relâchement, les limites du muscle sont plus indécises. Un ganglion cervical profond, saillant entre les deux faisceaux sternal et claviculaire, peut paraître contenu dans la gaine du muscle ; survienne une contraction, les deux chefs se redressent sous la peau ; les bords antérieurs et postérieurs du corps charnu se tendent fortement. La tumeur extra-ganglionnaire ou autre s'efface, semble s'éloigner du muscle et conserve d'ailleurs le même degré de mobilité.

Bérard a fait connaître un autre caractère non moins important des tumeurs intra-musculaires : l'effacement plus ou moins complet de ces tumeurs au moment de la contraction. Pendant le relâchement, la surface en est facilement explorée ; dès que le muscle entre en activité, le néoplasme s'efface et semble se cacher derrière les bandes restantes des couches musculaires les plus superficielles.

Il est peu de muscles où la recherche d'un tel caractère soit aussi facile que dans le sterno-cléido-mastoïdien.

Ainsi localisée dans le muscle, de quelle nature est cette affection ?

Le sterno-cléido-mastoïdien est le siège de lésions signalées depuis longtemps dans les recueils et les journaux scientifiques. Parmi les principales, citons les lésions inflammatoires, les tumeurs, les affections tuberculeuses et surtout syphilitiques. Une confusion peut s'établir entre elles et les lésions actinomycosiques surtout entre le syphilome et l'actinomycome. Aussi l'étude du diagnostic différentiel est-elle très importante.

L'aspect extérieur, que nous présente cette lésion,

doit nous faire penser tout d'abord à des accidents inflammatoires, bien qu'ils soient particulièrement rares. Si en bas la masse adhère à l'os, l'absence de points douloureux, l'évolution des lésions, d'après le récit du malade, nous permettent d'affirmer qu'ils ont débuté dans le muscle et qu'il ne s'agit pas d'un abcès intra-musculaire, venu du squelette.

Les myosites aiguës du muscle sterno-cléido-mastoïdien évoluent plus rapidement : elles s'accompagnent de fièvre, de douleurs vives, rendant les mouvements de la tête sur la colonne cervicale impossible, exaspérées par la pression et produisant un torticolis momentané. La tête est déviée du côté malade. La tuméfaction locale est plus marquée. Quelquefois, le muscle dessine sa forme sous la peau, tantôt légèrement enflammée, tantôt empâtée par suite de l'imbibition du tissu cellulaire ambiant par de la sérosité, exsudée des vaisseaux vasculaires. On dirait une hypertrophie en masse. La tumeur est rénitente, d'une dureté cartilagineuse ou même ligneuse au début, mais laisse percevoir plus tard un empâtement douloureux ou même une pseudo-fluctuation profonde. L'allure générale phlegmoneuse est absolument différente du développement lent, plutôt chronique de la tuméfaction, que nous observons.

Les abcès froids idiopathiques du muscle, également exceptionnels, devraient coïncider avec des adénites ou d'autres manifestations bacillaires atténuées. Ils ne s'accompagneraient pas d'une dureté pareille ; ils resteraient davantage dans la gaine du muscle sterno-cléido-mastoïdien.

Il faut surtout différencier l'actinomycome des tumeurs musculaires, avec lesquelles il peut être confondu.

Les tumeurs érectiles des muscles doivent être éliminées de suite. Leur symptomatologie est différente. De plus « ces tumeurs sont congénitales » dit Desprès. Cette notion permet de suite d'établir que c'est seulement par un défaut d'attention qu'une erreur pourrait être commise.

Un hématome ne peut que résulter, soit d'un traumatisme, soit d'une « apoplexie musculaire » chez un individu atteint d'une maladie générale, d'une fièvre grave.

Les kystes hydatiques se rencontrent très rarement au niveau du sterno-mastoïdien. Ils sont fluctuants, peuvent donner le frémissement hydatique, restent stationnaires ou progressent avec régularité.

Les tumeurs solides du muscle sont rares, presque toujours secondaires. Le sarcome cependant peut être primitif. Et en présence d'un actinomycome on pourrait songer à un sarcome non encore ulcéré. Mais cette confusion n'est pas fréquente ; elle sera, en tout cas, de courte durée, car les tuméfactions inflammatoires dues à l'actinomyces ne donnent pas longtemps, chez l'homme, le change avec un véritable sarcome. En effet, si l'actinomycome est resté bien localisé dans le tissu musculaire, il n'a pas encore produit les modifications dans l'état général, que l'on observe d'ordinaire dans le cas de tumeur maligne. On pourra opposer que le sarcome peut durer très longtemps avant de déterminer une cachexie apparente. L'objection n'est pas sans valeur. Mais dans ce cas, disent Guermonprez et Bécue, le sarcome différera encore de l'actinomycome. En effet, ce dernier ne tarde pas à arriver à la peau, à s'étendre dans les parties voisines et à infiltrer les tissus, formant, des clapiers sous-cutanés, communiquant avec l'extérieur par des pertuis étroits et sinueux, ce que l'on n'observe point dans le sarcome. Dans ce dernier cas, la peau est ulcérée par surdistension et les trajets fistuleux manquent. De plus, la vascularisation est beaucoup moindre dans l'actinomycome que dans le sarcome.

La ponction exploratrice pourrait nous donner des renseignements, mais on doit la repousser comme incertaine et surtout dangereuse. Elle occasionnerait une abondante hémorragie s'il agissait d'un sarcome.

Nous pourrions songer à une tumeur primitive du sterno-mastoïdien suppurant par places; ce serait là une hypothèse un peu osée, ce serait un diagnostic auquel on arriverait par exclusion des autres, un diagnostic d'exception.

De pareils faits, cependant, peuvent se rencontrer. Par une heureuse coïncidence, nous avons pu en observer un, dans le service de M. le professeur Poncet, en même temps que notre actinomycome du sterno-cleido-mastoïdien. Nous ne pouvons mieux faire, pour faciliter cette étude, que de rapporter ce cas particulièrement intéressant.

Le voici rapidement résumé:

OBSERVATION

(Publiée par M. le Dr L. Thévenot,
dans les *Archives provinciales de chirurgie*, sept. 1903.)

Jean-François M..., cinquante ans, journalier, demeurant à Lyon, entre à l'Hôtel-Dieu dans le service de M. le professeur Poncet le 21 janvier 1903, pour une affection à la partie inférieure du muscle sterno-cléido-mastoïdien.

Ses antécédents héréditaires sont absolument insignifiants. Lui-même a joui d'une bonne santé.

Il a pris part à la guerre de 1870, puis fut envoyé en Algérie. Il eut d'abord, en 1873, une syphilis bénigne. Plus tard, il fut atteint de pneumonie, puis d'érysipèle. Actuellement il se porte bien et exerce la profession de déménageur. Il est exposé aux poussières, surtout de la paille d'emballage, et il a l'habitude d'avoir des brins de paille à la bouche.

Il y a deux mois et demi, il a vu apparaître, sans cause apparente, à la partie inférieure de son muscle sterno-cléido-mastoïdien droit, une tuméfaction allongée, suivant le sens du muscle et semblant faire corps avec lui. Les mouvements, imprimés à la tumeur, entraînent la masse musculaire avec elle.

Au début, indolence complète et mobilité de la tumeur sur les plans sous-jacents. La tumeur s'est développée assez vite, amenant de la gêne dans les mouvements de la tête, une sensation de tiraillements dans la région auriculaire, et s'accompagnant de crachements de sang. Elle adhère actuellement à la peau qui est devenue rouge et présente par places de la fluctuation. Elle plonge dans la profondeur, gênant les mouvements de la tête et la déglutition. Elle s'étend des insertions du sterno-cléido-mastoïdien à la clavicule et au manubrium du sternum jusqu'à une ligne passant par l'angle du maxillaire inférieur.

En dedans, très rapprochée à sa partie inférieure de la ligne cervicale médiane, elle s'en éloigne peu à peu en montant. Au niveau du cartilage thyroïde, son bord antérieur est situé environ à 2 centimètres de celui-ci. En arrière, elle s'étend sur toute la fosse sus-claviculaire jusqu'au bord antérieur du trapèze environ.

La tumeur a le volume d'une grosse pomme. Son aspect est très spécial. A part la rougeur inflammatoire, la peau qui la recouvre est plissée dans le sens transversal. Ces plis persistent grâce à l'adhérence de la tumeur aux plans superficiels.

Au palper, sensation d'une volumineuse masse indurée dans presque toute son étendue. Points fluctuants à la partie inférieure de la tuméfaction.

Il n'y a pas de ganglions.

L'état général est bon.

Ces caractères mixtes d'inflammation et de tumeur, à développement rapide, nous firent penser d'autant plus volontiers à de l'actinomycose que le cas, qui fait le point de départ de cette étude, était encore sous nos yeux. Mais les examens microscopiques de M. L. Dor restèrent toujours négatifs.

La tumeur paraissait trop grosse et trop dure pour être de la syphilis et fut considérée, dès lors, comme un cancer. Fendue en quatre et pansée à plat (son extirpation n'étant pas possible), elle revêtait plus nettement encore l'aspect néoplasique. Au-dessous de la peau incisée, une couche lardacée de 4 à 5 millimètres d'épaisseur se confondant avec une masse rosée, homogène, ayant tout à fait l'apparence sarcomateuse. Ce tissu s'est complètement substitué au muscle sterno-cléido-mastoïdien qui n'est plus représenté que par quelques fibres superficielles.

Le traitement spécifique ne modifia pas, d'ailleurs cette lésion, et l'examen microscopique de fragments, pris au cours de l'intervention, montra qu'il s'agissait bien d'un néoplasme.

Les suites opératoires montrent de plus en plus qu'il s'agissait d'un cancer aigu, d'une grande malignité. La plaie se couvrit de nombreux chancres sarcomateux, très vasculaires, qui furent, à diverses reprises, le siège d'hémorragies abondantes et le malade succombait, cachectique en mars 1903.

A l'autopsie, pas de généralisation, mais une masse cancéreuse ayant envahi tous les côtés de la région cervico faciale correspondante.

Ce sont là des faits qu'il est nécessaire de connaître, car le diagnostic en pareil cas présente de grandes difficultés. Quand on se trouve en présence de tels malades, porteurs d'une tuméfaction indurée, développée dans la partie inférieure du sterno-cléido-mastoïdien, l'attention du clinicien se tourne souvent d'un autre côté. L'idée première qui vient à l'esprit est de rattacher cette lésion à un processus tertiaire de la syphilis. On songe à une gomme, à un syphilome. Du reste, l'évolution de cette tumeur présente, tout au moins en certains points, de grandes analogies avec celle de l'actinomycome.

Le syphilome apparait d'ordinaire à une période déjà lointaine du chancre primitif. Le malade, souvent, se croit guéri depuis longtemps. Il attribue une tout autre cause à l'apparition de cette tuméfaction. Et alors, par des renseignements vagues, il va faire naître un doute dans l'esprit du clinicien. Mais la syphilis est si souvent ignorée, chez les femmes surtout, et parfois niée volontairement, que l'on n'en porte pas moins le diagnostic de gommes.

Ces tumeurs semblent avoir une prédilection pour le sterno-mastoïdien [1].

D'ailleurs, Bouisson, Virchow, Mauriac n'ont pas

---

[1] Ballivet, *Quelques considérations sur les tumeurs syphilitiques du sterno-cléido-mastoïdien et la myosite des nouveau-nés* (thèse de Lyon, 1878).

manqué de faire remarquer le lieu d'élection manifeste des gommes pour les muscles actifs, dont les contractions sont fréquentes et soutenues. C'est là peut-être l'explication la plus plausible de la fréquence beaucoup plus grande des lésions syphilitiques au niveau du sterno-cléido-mastoïdien.

Et la règle, qui veut que ce soient les extrémités inférieures de ce muscle qui soient surtout atteintes, reçoit ici sa pleine confirmation. C'est ce que Virchow a établi.

Tantôt ces accidents syphilitiques vont déterminer une infiltration du muscle, le tuméfier sur une étendue plus ou moins considérable. Tantôt, développés entre ses deux faisceaux, ils déterminent une tumeur arrondie qui simule un engorgement ganglionnaire.

Les gommes constituent des noyaux, variant du volume d'une noisette à celui d'une orange, entourés d'une coque de myosite scléreuse qui s'épaissit avec le temps. Leur apparition est sourde et insidieuse. Leur marche est chronique. Tout d'abord, on sent un empâtement, mal circonscrit, en un point du sterno-mastoïdien, le plus souvent vers son extrémité inférieure, au niveau de la portion musculo-tendineuse. Puis l'empâtement « se rassemble, se soulève, se dessine en relief sous la peau ».

Le syphilome reproduit tous les signes des tumeurs intra-musculaires : alternatives de mobilité et d'immobilité, suivant que le muscle est relâché ou contracté.

Au début, d'une dureté fibreuse, ligneuse, et tranchant sur la mollesse des fibres musculaires restées saines, le syphilome se ramollit peu à peu. Des points fluctuants apparaissent par places. Ils adhèrent à la peau. Une ulcération peut se produire, une partie des fibres musculaires se détruit, et l'on aperçoit alors un cratère profond, anfractueux. Mais le plus souvent, si le traitement intervient à temps, une résorption complète se produit. Dans certains cas, si le syphilome est par trop ancien, il se termine par induration après la disparition des parties les plus récentes de la néoplasie.

Ces tumeurs syphilitiques ne se compliquent point d'adénopathie.

Le tout s'accompagne de peu de douleurs et n'entraîne qu'une certaine gêne dans les mouvements du cou.

Cette rapide description nous montre plus d'un point commun entre le syphilome et l'actinomycome. L'apparition insidieuse, la marche lente et chronique, les caractères de la tumeur actinomycosique, au moins au début, pourraient, si l'on se contentait du simple examen local, faire rattacher à la syphilis les accidents, que l'on a sous les yeux.

C'est le cas du malade de notre observation I. Et si l'on songe que les lésions actinomycosiques et syphilitiques peuvent être non seulement améliorées, mais guéries par l'iodure de potassium, on ne s'étonnera pas que l'on puisse prendre des tumeurs actinomycosiques pour des tumeurs syphilitiques. Aussi, il est de toute nécessité de rechercher minutieusement les anamnestiques du malade.

Sans doute le malade déclare n'avoir jamais eu la syphilis, sans doute rien dans son histoire ne semble pouvoir faire rejeter son affirmation. Mais, on voit si souvent des gens, qui, sans le savoir, ont la syphilis, les traces du chancre primitif et des accidents ultérieurs, pouvant échapper aux investigations les plus minutieuses, que l'on pourrait, malgré ses dires, soutenir le diagnostic. Le succès d'un traitement ioduré paraîtrait pour beaucoup la confirmation de ce diagnostic. Ce n'est guère que l'examen microscopique qui puisse, en pareil cas, établir d'une façon absolue la nature de cette affection.

Nous insistons d'une façon spéciale sur la nécessité de ce contrôle direct. Il y a quelques années, on considérait volontiers, comme syphilitique, toute tumeur qui guérissait par l'iodure de potassium. Observait-on une localisation musculaire de l'actinomycose simulant une tumeur, on pouvait être porté à faire le diagnostic de syphilis. Et bien que le malade, interrogé à fond, niât la syphilis, on n'en attribuait pas moins ces accidents à cette dernière. Le traitement spécifique est prescrit. La guérison s'opère, preuve irréfutable et convaincante de la nature spécifique de la lésion. Combien de ces pseudo-syphilomes, guéris par l'iodure de potassium, n'étaient peut être que des manifestations musculaires de l'actinomycose !

La même thérapeutique fait donc disparaître l'actinomycome aussi bien que le syphilome. Mais chez un syphilitique avéré, l'actinomycose et la syphilis peuvent exister en même temps. Aussi, dans ce cas, le succès de la médication iodurée ne nous apprendrait rien sur la nature de l'affection. Il semblerait que l'actinomycose puisse se greffer sur la syphilis.

M. L. Thévenot a recherché dans la littérature quelle pouvait être la fréquence de cette association. Il en a recueilli un cas qui n'a jamais été publié, mais le malade et les préparations microscopiques ont été présentées à la Société médicale de Budapest par M. le professeur Rônas [1].

« Le 29 novembre 1898, M. le professeur Rônas recevait dans son service un confiseur de trente-deux ans, atteint de syphilis récente, avec plaques muqueuses sur la langue et les amygdales. Cet homme présentait, en outre, une lésion du cou, qui avait débuté, au mois de juin 1898, par des maux de dents, des fistules dans la bouche et une tuméfaction de la branche horizontale du maxillaire inférieur droit. Au 29 novembre, l'état était le suivant :

A la partie droite du cou, sous l'angle du maxillaire, il y a une tumeur longue de 4 centimètres, large de 1 cm. 50, avec un noyau jaunâtre, visible par transparence sous une peau amincie, remplie d'un pus sanguinolent, riche en corpuscules. L'examen microscopique montra qu'il s'agissait de grains actino-mycosiques. Il y avait un noyau semblable sous le corps du maxillaire. »

C'est à ce cas qu'avait fait allusion M. le professeur Rônas dans sa communication au XIIIe Congrès International de Médecine.

Dans les *Annales de la Charité* (1888), Köhler rapporta l'observation d'une malade, qui, lui semble-t-il, présente une infection mixte de syphilis et d'actino-mycose. La voici rapidement résumée :

Il s'agit d'une femme, âgée de quarante-quatre ans, qui exerce la profession de cultivateur. Toujours bien portante. Elle nie la

---

[1] Lettre du professeur Rônas à M. le Dr L. Thévenot.

syphilis. Mais son mari a suivi un traitement antisyphilitique. A-t-il transmis la syphilis à sa femme? On ne le sait.

Il y a un an, des ulcères apparurent aux membres inférieurs. Ils guérirent.

En août 1887, l'état était le suivant :

A la cuisse droite, une tumeur située dans le tissu musculaire, s'immobilisant lorsque le muscle se contracte. — Au mollet, une tumeur fluctuante, non douloureuse.

A la cuisse gauche, une tumeur de la grosseur du poing, située profondément dans le tissu musculaire.

Pas de fièvre, pas de gêne fonctionnelle. Indolence presque complète.

Trois petites ulcérations autour de la malléole droite. Elles laissent apercevoir des masses granuleuses.

Aux deux bras, dans chaque deltoïde, se trouve une tumeur de la grosseur d'une prune, présentant les caractères des gommes.

Au palais, cicatrices étoilées, sur lesquelles la malade ne pouvait donner aucun renseignement.

Köhler songea aussitôt à la syphilis tertiaire. Il incisa une des tumeurs des membres inférieurs et arriva sur une masse lardacée, très dure et épaisse, dans laquelle le couteau pénétrait difficilement. Cette tumeur siégeait au milieu du tissu musculaire, dont il restait encore quelques fibres intactes. Elle pénétrait dans les masses musculaires voisines. Cette découverte parut confirmer son opinion sur la nature syphilitique de cette tumeur. Un morceau fut prélevé pour procéder à des recherches microscopiques. Ces dernières furent faites à l'Institut pathologique de M. le professeur Virchow.

On fit le diagnostic de : myosite interstitielle fibreuse proliférante, probablement d'origine syphilitique.

Le traitement spécifique fut prescrit.

Quelques semaines après, guérison des tumeurs du membre supérieur. Ramollissement des tumeurs du membre inférieur.

Nouvelle incision. On trouve une masse filante grise, d'odeur fétide, dans laquelle on aperçoit de nombreuses granulations et des flocons noirâtres.

A ce moment, on constate l'apparition d'une tumeur dans le grand fessier.

L'état général est bon.

Köhler attribua ces lésions à la syphilis. Il envisagea cependant la possibilité de l'actinomycose ; d'autant plus volontiers que les muscles, qui sont de préférence le siège des accidents tertiaires, peuvent être parfois lésés par l'actinomyces. — « On a pu prendre plusieurs fois des cas d'actinomycose pour de la syphilis, avant que l'on eût appris à reconnaître le champignon rayonné comme agent pathogène. » (Köhler.)

A quelque temps de là, le Dr Löffler réussit à trouver dans la tumeur, provenant du muscle grand fessier, quelques grains d'actinomycose.

En résumé, trois interventions successives n'ont pu réussir à déceler l'actinomyces dans les tumeurs des membres inférieurs, tandis qu'on le trouvait, en très petite quantité, il est vrai, dans un petit abcès musculaire de la fesse.

Etant donné ces résultats, Köhler en conclut, que l'on avait affaire à une infection mixte de syphilis et d'actinomycose.

Ce sont là des cas très rares, qu'il est cependant nécessaire de connaître pour éclaircir le diagnostic.

En résumé, en présence d'une affection de l'extrémité inférieure du sterno-cléido-mastoïdien, ayant à la fois les allures d'un néoplasme et d'une inflammation, l'élimination d'accidents inflammatoires ou néoplasiques doit faire songer non seulement à la syphilis, mais encore à l'actinomycose, et nécessite ainsi l'examen microscopique de la lésion.

Nous avons vu que souvent le sterno-mastoïdien est atteint dans les actinomycoses cervico-faciales, dans les formes cervicales larges surtout, constituant une sorte de phlegmon actinomycosique.

On a alors sous les yeux le tableau clinique que présentent ces formes d'actinomycose cervico-faciale d'origine buccale, œsophagienne ou auriculaire. Le diagnostic doit être fait d'avec les lésions que l'on observe au niveau de la région cervicale, et qui pourraient donner lieu à une confusion. Cette étude a été faite par nos devanciers (L. Besse, Quenet, Long).

Passons-la rapidement en revue.

Les adénites aiguës se reconnaissent à leurs symptômes inflammatoires et à la rapidité de leur marche.

Les engorgements ganglionnaires du cou sont secondaires ou primitifs. Quand ils sont secondaires, ils sont dus en ce cas à une lésion quelconque de la langue ou de la bouche, ce dont on peut s'apercevoir facilement. Quand ils sont primitifs, on a affaire à des adénites cervicales tuberculeuses. On peut toujours dans ce cas, éliminer l'actinomycose, car le champignon rayonné respecte toujours le ganglion. « En clinique, l'absence de ganglions engorgés au voisinage d'une lésion inflammatoire chronique sera donnée comme un bon signe de la nature mycosique de cette lésion. » (Poncet.) D'ailleurs la tuméfaction mycosique a une dureté toute particuliere ; elle est lisse et uniforme. Il n'y a pas les bosselures et les lobulations de l'adénite tuberculeuse (Rochet). Ordinairement les ganglions, atteints par la tuberculose, sont multiples ; il y a parfois une vraie chaîne de ganglions strumeux. Les abcès mycosiques ne rappellent en rien les abcès ganglionnaires tuberculeux avec leurs coques en général très reconnaissables, leurs parois fongueuses et déchiquetées (Rochet).

Les lymphadénomes restent stationnaires au début, souvent même pendant des années ; puis ces tumeurs prennent rapidement une expansion considérable. Et jamais même dans les formes les plus dures, ils n'acquièrent la consistance ligneuse des tuméfactions de nos malades, ils restent longtemps bosselés, lobulés comme les ganglions, dans lesquels ils ont pris naissance.

Lorsque dans ces actinomycoses de la région cervicale, et en particulier de la région sterno-mastoïdienne, des fistules se forment, on pourrait croire à un épithélioma. Mais comme le fait observer M. le professeur-agrégé Bérard, les malades sont souvent jeunes, l'adénite exceptionnelle, les ulcérations rarement uniques et sans tendance envahissante par elles-mêmes. Tantôt elles restent stationnaires, tantôt elles guérissent ; d'autres se forment à côté, sans que l'état général paraisse toujours bien affecté par ces symptômes locaux. Cette amélioration possible et cette tolérance de l'organisme sont inconnues dans le cancer. Nous n'observons pas d'ailleurs dans cette dernière affection l'efficacité, que l'iodure de potassium possède pour le traitement de l'actinomycose *(In* thèse de Long).

Enfin il est une affection, dont les symptômes peuvent faire songer à l'actinomycose. C'est le phlegmon ligneux du cou. Il peut apparaître dans la région sterno-mastoïdienne, envahir tous les tissus, y compris le muscle. Il se forme alors une tuméfaction, qui, à la palpation, donne la sensation d'un bloc d'une dureté extrême, ligneuse, bloc comprenant la peau, le tissu cellulaire sous-cutané et profond, le muscle. La consistance est la même partout.

Cette affection présente plusieurs points communs avec l'actinomycose, si bien qu'une confusion est possible entre ces deux affections. C'est l'examen microscopique ou plutôt bactériologique, qui permettra d'établir un diagnostic précis. Dans le phlegmon ligneux, on trouve les microbes les plus variés : des diploccoques sans caractères, des bacilles pseudodiphtériques, des staphyloccoques dorés, du streptoccoque de virulence atténuée, etc., mais on ne rencontre pas le champignon rayonné. Aussi ne faudra-t-il pas toujours se prononcer de prime abord pour un phlegmon ligneux ou une lésion actinomycosique. Un examen plus approfondi est nécessaire. Souvent à l'examen de lésions cervicales, diagnostiquées : phlegmon ligneux, le microscope a permis de reconnaître l'agent de l'actinomycose et quelquefois une forme intermédiaire qui mérite le nom de pseudo-actinomycose. C'est ce que M. le professeur Poncet signalait à la séance du 27 mai 1896, lors d'une communication de Reclus sur le phlegmon ligneux du cou [1].

En résumé, si l'observation clinique approfondie

---

[1] Poncet, Discussion sur le phlegmon ligneux du cou (*Bulletin de la Société de Chirurgie de Paris*, 1896).

conduit surtout au diagnostic vrai, ce diagnostic sera
confirmé par l'existence des grains jaunes. C'est là le
caractère le plus important à rechercher pour établir
la distinction entre le syphilome et l'actinomycome,
surtout quand la syphilis est ignorée. « Il importe
que les médecins soient prévenus en France comme
ailleurs de la possibilité où ils se trouvent de rencontrer l'actinomycose et qu'ils soient à même de la dia-
gnostiquer (Poncet). »

Il faudra donc s'attacher à découvrir ces grains jaunes et à les différencier de certains produits analogues,
que l'on rencontre si souvent dans certaines forma-
tions, toutes les fois que l'on soupçonnera l'actinomycose, c'est-à-dire que l'on trouvera une tuméfaction,
éveillant l'idée d'une association bizarre de néoplasie
et d'inflammation simple, tuméfaction qui donnera
bientôt des abcès et des fistules, et qui occupera un
siège particulier tel que le muscle sterno-cléido-mastoïdien.

Parfois les grains jaunes pourront faire défaut. Cela
s'observe surtout au début des lésions, lorsque la suppuration n'a pas encore lieu. Dans ce cas, il faudra
rechercher la présence des mycéliums ; ce sont les fila-
ments du feutrage central, qui, au début, apparaissent
comme des bâtonnets enchevêtrés, plus volumineux
que les bacilles de la tuberculose, à peu près rectili-
gnes, plus souvent incurvés ou même tordus en spirale,
séparés les uns des autres ou en voie de fragmentation.
Ils permettront d'affirmer la nature mycosique de la
lésion.

Et quand les foyers actinomycosiques seront encore

fermés, mais que tout fera pencher le chirurgien vers le diagnostic d'actinomycose, une ponction faite au niveau de la tumeur, et la recherche des grains jaunes ou des myceliums viendra éclaircir et confirmer le diagnostic.

« Il faut penser à l'actinomycose, comme on pense à la tuberculose, au cancer, à la syphilis par exemple. Que de fois n'avons-nous pas vu des néoplasmes suppurés, fistuleux, des accidents, dits spécifiques, n'être que des réactions variées de l'actinomyces, inclus dans les tissus ! » (Poncet et L. Thévenot).

PRONOSTIC. TRAITEMENT

La localisation musculaire de l'actinomyces au niveau du sterno-cléido-mastoïdien ne semble nullement offrir un pronostic défavorable.

Lorsque le champignon détermine une sorte de tumeur bien limitée, un actinomycome, la guérison s'obtient à condition d'instituer un traitement approprié.

Dans ces formes d'actinomycose cervico-faciale ou auriculaire, affectant l'allure d'un phlegmon plus ou moins chronique, et où le parasite arrive à léser le muscle, le pronostic ne dépend pas de la lésion musculaire elle-même. Il varie suivant la gravité des lésions cervicales ou auriculaires. Dans les cas que nous avons observés, la guérison a été obtenue à la suite du traitement, sauf un cas où la mort est due à des complications très graves : ulcération de l'artère vertébrale, propagation des lésions au cerveau (obs. III).

Le traitement doit être institué le plus tôt possible, de façon à arrêter la marche envahissante de l'actinomyces.

Le traitement médical consiste dans l'administration

du médicament spécifique : l'iodure de potassium. 2 à 3 grammes au début, puis progressivement jusqu'à 6 et 8 grammes. On maintient cette dose pendant quinze à vingt jours. Puis on cesse ou l'on reprend au bout de huit jours, si les lésions continuent à évoluer.

Sous l'influence de cette thérapeutique, les nodosités s'affaissent ; les parties indurées reprennent la consistance des parties saines, les fistules se tarissent, les œdèmes disparaissent, les ulcérations se cicatrisent et l'on n'aperçoit plus de grains jaunes.

Dans certain cas, il faut allier au traitement médical le traitement chirurgical.

L'incision, le curetage des abcès, les cautérisations, les larges badigeonnages avec la teinture d'iode, le pansement à ciel ouvert « facilitent à la région cervicale la poursuite de l'actinomycose, permettant d'obtenir la guérison, surtout dans ces formes superficielles, non squelettiques ». (Poncet et L. Thévenot.)

CONCLUSIONS

I. Le muscle sterno-cléido-mastoïdien peut être
atteint par l'actinomycose. C'est là une localisation
peu fréquente, car le tissu musculaire résiste longtemps à l'envahissement du parasite.

II. Nous n'avons pu recueillir que huit observations.

Dans un cas, le muscle était atteint primitivement [?]
(obs. I). Le parasite, introduit par la voie buccale, traverse (sans laisser de traces appréciables de son passage) l'œsophage et le tissu cellulaire voisin, gagnant
le sterno-cléido-mastoïdien, où il colonisa.

Dans les autres cas, le muscle est envahi par continuité à la suite de lésions auriculaires (obs. II et III)
ou cervico-faciales (obs. IV à VIII).

III. Tantôt l'actinomycose engendre au niveau du
muscle des accidents limités, une véritable gomme

actinomycosique, un actinomycome. Ce dernier présente les caractères des tumeurs intra-musculaires.

Tantôt l'actinomycose n'envahit le sterno-cléido-mastoïdien qu'après avoir déterminé des lésions plus étendues au niveau des régions cervico-faciale, parotidienne ou auriculaire, formant de larges placards, qui englobent avec la peau les tissus sous-jacents, le muscle. Dans cette forme phlegmoneuse, les lésions musculaires passent souvent inaperçues avant l'intervention, ne se manifestant alors que par la présence de fistules ou un degré d'empâtement, de torticolis plus ou moins accentué.

IV. Le diagnostic est hésitant, surtout en présence d'un actinomycome. Car les accidents limités par lesquels il se traduit, leur guérison par l'iodure de potassium, le font ressembler étrangement aux manifestations syphilitiques, au syphilome. On sait, en effet, que le sterno-cléido-mastoïdien, est de tous les muscles un des plus volontiers atteint primitivement par la syphilis.

Le diagnostic se fait par la constatation des caractères propres aux lésions actinomycosiques et surtout par l'examen microscopique, permettant de reconnaître les grains jaunes caractéristiques.

En dehors de cette constatation, la similitude des phénomènes locaux, qu'il s'agisse de lésions actinomycosiques ou syphilitiques est, en effet, telle que le diagnostic pathogénique nous paraît impossible.

V. D'un pronostic plutôt bénin, le traitement médical consiste dans l'administration de l'iodure de potassium et le traitement chirurgical dans l'incision, le curetage des abcès, les cautérisations et les larges badigeonnages avec la teinture d'iode.

BIBLIOGRAPHIE

1876. Traisnel, Gommes du sterno-cléido-mastoïdien (thèse de
Paris).

— Mauriac, Myopathies syphilitiques, Ann. de dermat. et
syphil.

1878. Ballivet, Sur les tumeurs syphilitiques du sterno-mastoïdien (thèse de Lyon).

1881. Lecuyer, Gommes du sterno-mastoïdien (thèse de Paris).

1886. Partsch, Einige neure Fälle von Aktinomycose des
Menschen (Deutsche Zeitzschrift für Chirurgie, XIII s.
497-529).

1888. Köhler, Muskel Syphilis und Aktinomycose (Charité-
Annalen, XIII, 609).

— Glaser, Inaug. Diss.-Halle.

— Neumann, Lehrbuch der venerischen Krankheiten und
der Syphilis.

1888. Langhans, Drei Fälle von Actinomycosis (Corresp. blatt.
f. Schweizer Aerzte, n°s 11 et 12).

1890. Orlow, Actinomycose du cerveau et des méninges
(Deutsch, med. Wochenschr., n° 16).

1891. Feulard, Syphilis des muscles (Ann. de dermat. et syphil).

— Guder, Etude sur l'actinomycose chez l'homme en Suisse
(Revue médicale de la Suisse romande).

1892. Illich, Beitrag zur Klinik der Aktinomycose (Inaug. Diss.
Vienne).

— Raffa, Actinomycosi e sua cura (Riforma medica).

1894. Guermonprez et Bécue, De l'actinomycose (Paris, Bibl.
Charcot-Debove).

— Zaufal, Aktinomycose des Mittelsohr (Prag. med. Wo-
chensch.).

1895. Besse, Actinomycose cervico-faciale (thèse de Lyon).

— Quenet, Actinomycose du maxillaire (thèse de Lyon)

1896. Poncet, Discussion sur les phlegmons ligneux du cou (Bulletin de la Société de chirurgie).

— Thollon, Sarcome actinomycosique (thèse de Lyon).

— D. Bonnet, Actinomycose de la langue (thèse de Lyon).

— H. Garde, Actinomycose œsophagienne (thèse de Lyon).

1898. Poncet et Bérard, Traité clinique de l'actinomycose humaine.

— Long, Actinomycose cervico-faciale (thèse de Lyon).

1900. Paris, Séance du 8 août, XIII⁰ Congrès international de médecine, syphilis et infections associées.

1902. Poncet et Bérard, De l'actinomycose humaine en France, sa fréquence, son pronostic éloigné (Bulletin de l'Académie de médecine).

— J. Duvau, Pronostic éloigné des différentes formes cliniques de l'actinomycose humaine (thèse de Lyon).

— L. Thévenot, Actinomycose suppuré du sterno-cléido-mastoïdien, simulant une infiltration gommeuse syphilitique (19 nov., Lyon médical).

1903. Marion, Phlegmon ligneux du cou (Archives générales de médecine, 27 janv.).

— L. Thevenot et Rivière, Actinomycose cervico-faciale (région parotidienne), d'origine auriculaire (Lyon médical ; Société de médecine, 4 et 25 mai ; Revue de chirurgie, 1903).

— Poncet et L. Thevenot, De l'actinomycose humaine en France et à l'étranger dans ces cinq dernières années (Bulletin de l'Académie de médecine, séance du 9 juin 1903).

— L. Thevenot, Actinomycose suppurée du sterno-mastoïdien gauche. Syphilis et actinomycose (Archives provinciales de chirurgie, sept.).

— Vielle, Actinomycose de l'oreille (thèse de Lyon).

Lyon. — Imprimerie A. Rey, 4, rue Gentil. —34589